Idowu Olawoyin

Problemas e perspectivas das pequenas e médias empresas

Idowu Olawoyin

Problemas e perspectivas das pequenas e médias empresas

ScienciaScripts

Imprint
Any brand names and product names mentioned in this book are subject to trademark, brand or patent protection and are trademarks or registered trademarks of their respective holders. The use of brand names, product names, common names, trade names, product descriptions etc. even without a particular marking in this work is in no way to be construed to mean that such names may be regarded as unrestricted in respect of trademark and brand protection legislation and could thus be used by anyone.

Cover image: www.ingimage.com

This book is a translation from the original published under ISBN 978-620-8-41584-6.

Publisher:
Sciencia Scripts
is a trademark of
Dodo Books Indian Ocean Ltd. and OmniScriptum S.R.L publishing group

120 High Road, East Finchley, London, N2 9ED, United Kingdom
Str. Armeneasca 28/1, office 1, Chisinau MD-2012, Republic of Moldova, Europe
Managing Directors: Ieva Konstantinova, Victoria Ursu
info@omniscriptum.com

Printed at: see last page
ISBN: 978-620-8-52366-4

DEDICAÇÃO

O estudo é dedicado a Deus todo-poderoso, que sempre me apoiou ao longo de toda a minha vida.

E ao meu falecido pai, Sr. L Olawoyin, e à minha sempre amada mãe, Sra. A. Olawoyin, pelo seu amor, apoio e orientação. Ficar-lhes-ei sempre grato.

RECONHECIMENTO

A minha maior gratidão vai para Deus, que, na sua infinita misericórdia, me trouxe até este nível e que me abençoou com a minha mãe e os meus irmãos para um amor e apoio incondicionais. Enquanto eu viver, continuarei a dever-lhe a sua bondade e a sua incomensurável misericórdia.

Além disso, a minha profunda gratidão ao meu irmão mais velho, Sr. E.S. Adewumi, pelo seu apoio moral e financeiro durante toda a minha estadia na cidadela. Deus abençoá-lo-á continuamente, bem como ao meu querido irmão Olaniran.

Da mesma forma, este trabalho não teria sentido se não fosse o conselho profissional, a correção e a cooperação do meu supervisor, Sr. E. Ukegbu. Foi muito desafiante, gratificante e gratificante estar sob a sua supervisão.

Obrigada às minhas amigas inspiradoras, Eyiwumi, Funmi e Dayo. Adoro-vos a todos.

RESUMO

Antes do aparecimento das grandes e das multinacionais, as pequenas e médias empresas têm vindo a prosperar. De facto, muitas das grandes empresas que operam atualmente começaram como uma pequena empresa familiar e evoluíram ao longo de muitas décadas, algumas perto ou mesmo um século, para se tornarem os gigantes que são hoje. O que vem imediatamente à mente quando se fala de pequena e média empresa é um pequeno comércio retalhista com uma unidade familiar nuclear que constitui a força de trabalho técnica e de gestão que gere um nível de funcionamento de subsistência. Pelo contrário, o âmbito e a natureza das pequenas e médias empresas são muito vastos e abrangem áreas como a produção, a distribuição, a venda a retalho e a prestação de serviços. Por conseguinte, não será de surpreender que, nos próximos vinte anos, com o apoio adequado, o país assista a uma espécie de revolução industrial no âmbito das pequenas e médias empresas/indústrias. Não será um eufemismo se o que está a acontecer na Ásia e no Oriente, em países como a Índia, Singapura, Coreia, Taiwan, etc., começar a acontecer aqui (Nigéria). Nestes países, fábricas do tamanho de uma sala, geridas em aldeias e países, produzem bens substanciais como gizes, lápis, parafusos e outros e prestam serviços de apoio a grandes gigantes industriais. Essencialmente, este estudo tem como objetivo esclarecer o que são pequenas e médias indústrias e as suas caraterísticas de "pequenez na natureza e no âmbito". Que tipo de problemas enfrentam e que perspectivas lhes são inerentes, de que forma podem esses problemas ser resolvidos e em que medida pode o país tirar partido das perspectivas que lhes são inerentes para dar a volta à sua posição socioeconómica comatosa?

ÍNDICE DE CONTEÚDOS

APRESENTAÇÃO E ANÁLISE DOS DADOS DECLARAÇÃO DE HIPÓTESES

CAPÍTULO UM
BREVE INTRODUÇÃO

Após quase vinte anos de adoção de uma estratégia de industrialização baseada em indústrias de grande escala, na sua maioria do tipo de montagem de produtos, a Nigéria conseguiu apenas um desenvolvimento industrial frágil e inconsequente. As indústrias de grande escala que foram criadas tendiam a ser de capital intensivo e inadequadas, tendo em conta os recursos de que o país dispõe. Por conseguinte, o principal objetivo da criação destas indústrias, que consistia em obter um valor local de alto nível, não se concretizou. Em consequência destas fraquezas na industrialização em grande escala, o governo deve promover as pequenas e médias indústrias como estratégia para o crescimento e desenvolvimento económico da industrialização autossuficiente.

Reconheceu-se que as indústrias de média e pequena escala são o elemento central no crescimento da economia nigeriana, particularmente tendo em conta a ênfase atualmente colocada na autossuficiência e no desenvolvimento interno. As provas empíricas demonstraram que as indústrias médias são verdadeiros viveiros de crescimento económico e de inovação teológica. A indústria é também capaz de mobilizar capital nacional e constitui uma arma potente para a dispersão industrial e o desenvolvimento rural, numa altura em que se coloca maior ênfase na mobilização de todos os recursos e potencialidades das nossas zonas rurais.O decreto de indigenização de 1971 quase tornou todas as indústrias de pequena e média escala totalmente detidas, financiadas e operadas por nigerianos, portanto, o papel das empresas de pequena escala, especialmente a empresa em nome individual, no desenvolvimento do plano de desenvolvimento do terceiro mundo (1975 - 1980), o governo declarou explicitamente os principais objectivos de um programa para o desenvolvimento de indústrias de pequena e média escala, incluindo: criação de oportunidades de emprego; mitigação da migração rural-urbana, mobilização de recursos locais e distribuição mais uniforme de empresas em diferentes partes do país.

1.1 CONTEXTO DO ESTUDO

As insuficiências técnicas e de gestão dos operadores das médias indústrias contribuem em grande medida para as adversidades enfrentadas por este sector tão importante. Este facto provocou a estagnação e, muitas vezes, a liquidação de empresas do sector.

A juntar a isto, está o facto de os sucessivos governos e os seus agentes apenas se limitarem a falar de boca para fora sobre o desenvolvimento e a consolidação das indústrias médias. Em vez disso, os governos sentem-se mais à vontade com a importação de todos os tipos de bens, ao ponto de o país se ter transformado numa lixeira, mesmo para produtos como o feijão e o óleo de palma, que deveriam ser produtos das nossas indústrias de média e pequena escala. A atitude e a mentalidade dos nigerianos em relação aos produtos locais deixam muito a desejar. Um nigeriano médio prefere comprar um produto importado escandalosamente caro do que comprar um produto fabricado localmente a um preço mais barato e ainda de melhor qualidade. Estes são os problemas com que se confrontam as indústrias médias do país.

OBJECTIVOS E METAS

Tendo em conta o contexto geral do problema das indústrias de pequena e média dimensão na Nigéria, o objetivo deste estudo é, portanto, o seguinte

a) Identificar as qualidades de uma indústria de pequena e média escala,

b) Analisar os antecedentes históricos da indústria de pequena e média dimensão.

c) Identificar o problema sócio-económico e político destas indústrias no país.

d) Identificar formas de eliminar estes problemas

e) Analisar as perspectivas deste sector e postular formas através das quais estas perspectivas se podem traduzir num crescimento e desenvolvimento reais da economia da Nigéria.

1.2 SIGNIFICADO DO ESTUDO

O impacto deste trabalho de projeto é conhecer os benefícios acumulados e ser capaz de explorar os benefícios das indústrias de pequena e média escala. No entanto, antes de se poderem usufruir dos benefícios, é necessário estudar os problemas académicos inerentes a este tipo de indústria no nosso país e ser capaz de encontrar soluções para esses problemas.

Por conseguinte, é importante analisar os problemas das indústrias médias na Nigéria, apresentar soluções e aplicá-las para melhorar a nossa situação socioeconómica.

1.3 ÂMBITO E LIMITAÇÕES DO ESTUDO

A indústria de pequena e média escala na Nigéria enfrenta muitos desafios, nomeadamente

I) Restrições financeiras: as pequenas e médias empresas carecem frequentemente de capital de exploração e de apoio financeiro adequados; os desafios financeiros podem limitar o âmbito operacional das pequenas e médias empresas.

II) Infra-estruturas deficientes: as indústrias de pequena e média escala podem não ter acesso a serviços básicos como eletricidade, água e boas estradas.

III) Instabilidade política: políticas governamentais incoerentes, como a tributação múltipla e as políticas de importação e exportação, podem ameaçar a sobrevivência das pequenas e médias empresas

IV) Falta de estratégias de gestão: os proprietários de pequenas e médias empresas podem não ter conhecimento das estratégias de sustentabilidade ou não considerar como as partes interessadas da organização afectam a empresa.

CAPÍTULO DOIS
REVISÃO DA LITERATURA

2.1 DEFINIÇÃO DE PEQUENAS E MÉDIAS INDÚSTRIAS

Antes de se entrar no âmago dos problemas e das perspectivas das pequenas e médias indústrias, é necessário examinar o que são indústrias de média escala. Atualmente, não existe uma definição clara do que são as indústrias de média escala. No entanto, esta indústria combina os atributos das indústrias de pequena escala com os seus próprios atributos peculiares.

A peculiaridade das indústrias de média escala reside no facto de todas as empresas e negócios dentro desta gama de indústrias estarem normalmente localizadas em rurais, suburbanas, aldeias e pequenas comunidades onde as infra-estruturas empresariais são praticamente inexistentes. As indústrias de pequena escala operam sobretudo em populações camponesas com um nível de educação atrasado e as empresas são geralmente detidas de forma independente e não dominam o seu domínio de atividade. A unidade de investigação industrial da Universidade Obafemi Awolowo (1973) define a indústria de pequena escala como uma indústria cujos activos totais em equipamento de capital, instalações e capital de exploração são inferiores a 50 000,00 libras e que emprega menos de 50 (cinquenta) trabalhadores efectivos. De acordo com Oresotu F.O. (1973) "A strategy for the development of small-scale industry in Nigeria" (Uma estratégia para o desenvolvimento da indústria de pequena escala na Nigéria), ele dá a sua própria definição de indústrias de pequena e média escala como indústria transformadora, de processamento ou de serviço com um capital não superior a 50.000 libras esterlinas em maquinaria e equipamento.

2.2 CARACTERÍSTICAS DAS INDÚSTRIAS DE MÉDIA DIMENSÃO NA NIGÉRIA

i) Dimensão e flexibilidade: as indústrias de média e pequena escala são geralmente mais pequenas em termos de mão de obra, infra-estruturas e operações. Além disso, são mais flexíveis do que as grandes empresas e podem adaptar-se mais rapidamente às mudanças do mercado.

ii) Inovação e proximidade: as indústrias de média e pequena dimensão são frequentemente responsáveis por processos tecnológicos, sejam eles simples ou de tecnologia tradicional. É uma indústria mais próxima dos seus consumidores. Esta é uma via de fácil acesso. Isto torna a dependência do mercado e dos fornecimentos locais, além de contribuir para o desenvolvimento económico local e para a criação de emprego.

iii) Indústrias e competências: as indústrias de pequena escala podem ser encontradas em quase todas as indústrias, mas são provavelmente indústrias que requerem um menor investimento de capital e menos empregados, o que se deve aos técnicos comuns do dia a dia e não aos altamente qualificados, as competências académicas básicas não estavam tão ausentes na indústria e no comércio como em países pobres como a Nigéria. A aquisição de competências modernas exigia um nível mínimo básico de habilitações académicas. A menos que, e até que, mais empresários altamente qualificados do ponto de vista técnico se interessem e participem ativamente em empreendimentos comerciais. A eficiência das empresas e o seu crescimento não serão apreciados.

O risco de fracasso é elevado: em parte porque apenas algumas das empresas estão registadas como sociedades de responsabilidade limitada, o resultado da propriedade exclusiva das indústrias é uma baixa capitalização. Em parte, isto deve-se ao facto de os empresários individuais de uma indústria de média dimensão terem um acesso limitado ao crédito. Por conseguinte, ele tem de depender. Dos seus próprios recursos e dos recursos dos seus vizinhos diretos, amigos e parentes. São muito poucas as empresas de média dimensão que obtêm empréstimos bancários devido à falta de garantias, mas, nalguns casos, as sociedades cooperativas, os prestamistas e os familiares são úteis. Por outro lado, há exemplos de empresas privadas de pequena escala cujo capital tem vindo a diminuir continuamente devido à dependência excessiva do governo para a assistência financeira.

iv) O nível dos lucros brutos anuais é elevado neste sector em comparação com o investimento anual: considerando que a evasão e a fraude fiscais são elevadas no sector. As suas despesas brutas são mantidas a um nível mínimo devido à subcapitalização da sua atividade. Muitas instalações de empresas de média dimensão são parcialmente residenciais, ao contrário da moderna estrutura fabril que existe nas empresas de média e grande dimensão. Tentam ter muitos empregados a tempo inteiro, que têm de pagar, e muitos aprendizes, a quem pagam subsídios muito baixos.

2.3 PROBLEMAS DAS PEQUENAS E MÉDIAS INDÚSTRIAS

As indústrias de pequena e média escala na Nigéria têm um grande potencial para lançar o desenvolvimento industrial e dar uma volta à vida socioeconómica do país. A facilidade e a simplicidade que envolvem a sua criação, juntamente com os escassos requisitos financeiros necessários para o seu , tornam este tipo de indústria muito atraente para a generalidade da população. No entanto, estas potencialidades têm sido seriamente prejudicadas por um conjunto de problemas que incluem os seguintes

Propriedade e controlo

Um grande número de indústrias médias na Nigéria, com todas as indicações corretas para crescerem e florescerem, está a ser afetado pelo problema da estrutura de propriedade. Na maioria dos casos, a propriedade não está separada do controlo. O fornecedor de capital assume o controlo total das empresas, de tal forma que determina todas as estratégias e questões operacionais da empresa. Devido ao seu poder absoluto sobre a empresa, não é muito recetivo e subordinado. Isto pode levar a crises financeiras e administrativas que podem eventualmente culminar no desaparecimento da empresa.

ii) **Dificuldades de investimento de capital**

O investimento de capital envolve uma enorme soma de dinheiro. Para o poderem realizar, as empresas obtêm os seus fundos de diferentes formas. As empresas procuram fundos no mercado de capitais e no mercado monetário através de vários instrumentos, tais como empréstimos em acções, acções preferenciais, empréstimos convertíveis em acções, empréstimos bancários, letras de câmbio, acções ordinárias, acções preferenciais, etc. No entanto, as indústrias de média dimensão têm dificuldades e, de facto, não têm acesso a um vasto leque de financiamentos desta natureza devido à sua formação jurídica, o que as impede de beneficiar

A maior parte das pequenas e médias indústrias não está cotada em bolsa, o que lhes nega a oportunidade de beneficiar das várias fontes de financiamento disponíveis para operar. Consequentemente, devido a estas dificuldades de investimento de capital, as médias indústrias têm dificuldade em atingir uma utilização óptima da capacidade, o que acaba por afetar a sua liquidez e rentabilidade, o que prejudica o seu crescimento e culmina finalmente na sua liquidação.

iii) **Falta de competências técnicas e de gestão:**

a maior parte das indústrias de média dimensão, a falta de conhecimentos técnicos e de gestão tornou-se uma aflição. A incapacidade dos proprietários de pagarem bons salários e atraírem técnicos competentes e gestores experientes tem contribuído em grande medida para os problemas que afectam as indústrias de média dimensão na Nigéria.

Iv) **A atitude e a mentalidade de um nigeriano médio em relação aos produtos produzidos localmente Volume da** conversa: está disposto a comprar um produto importante a qualquer preço, independentemente da qualidade desse produto. Mas quando é confrontado com um produto barato mas de qualidade fabricado localmente. Recusa-se a comprar. A mentalidade da maioria dos nigerianos em relação aos seus próprios produtos tornou-se desestabilizadora e desencorajadora para os importadores de produtos estrangeiros.

V)Atitude morna do Governo

Este é um grande obstáculo no caminho das indústrias de média e pequena escala no país atualmente. O governo não tem sido capaz de criar um ambiente propício ao crescimento desta indústria. Infra-estruturas como boas estradas, telecomunicações eficazes, legislação favorável, etc., não foram adequadamente fornecidas para bom funcionamento e crescimento das indústrias médias.

vi) **Falta de registos contabilísticos corretos e adequados**:

A maior parte das empresas de média e pequena dimensão não dá prioridade a uma manutenção correta e adequada dos registos contabilísticos. A manutenção adequada de registos contabilísticos por parte das empresas deste sector proporcionará um conhecimento imediato da situação financeira das suas empresas, necessário para a condução dos negócios da empresa.

Por conseguinte, verificou-se que a incapacidade da maioria dos empresários de pequenas empresas de manter registos contabilísticos e de aplicar esses registos nas suas operações diárias provocou o colapso das empresas deste sector.

vii) **Falta de continuidade**:

Para a maioria das indústrias de média dimensão, a morte ou a incapacidade física ou mental dos seus proprietários significa o fim da existência dessa empresa. Por esta razão, a continuidade das indústrias de média escala na Nigéria é muito rara, o que nega o conceito de continuidade da contabilidade, que é um catalisador do crescimento económico e do desenvolvimento.

2.3 PERSPECTIVAS INERENTES ÀS INDÚSTRIAS DE MÉDIA DIMENSÃO

Embora o problema das indústrias de média escala na Nigéria pareça duvidoso, uma análise das suas perspectivas potenciais para o país deve servir de ponto de apoio necessário para tirar a Nigéria desta situação aparentemente interactiva. Um olhar mais atento sobre as indústrias de pequena e média escala existentes no país sugerirá o facto de que o seu crescimento e desenvolvimento porão em perigo as perspectivas seguintes:

A indústria representa a maior percentagem de emprego. Isto deve-se ao facto de existirem muitas indústrias de média escala em quase todas as zonas rurais do país. Essencialmente, este facto facilita a criação de emprego e, consequentemente, de rendimentos para a população local em particular e para o país no seu conjunto. A sua gama de produtos e a sua política de preços têm sobretudo em consideração o homem comum com rendimentos muito baixos e cujo nível de vida é de subsistência. Algumas destas perspectivas incluem o seguinte:

- A totalidade das actividades das indústrias de média escala no país gera um efeito de onda, que afecta a vida socioeconómica das pessoas.
- A maioria dos rendimentos gerados neste sector não é repatriada para fora do país. A razão para tal é o facto de quase todas as empresas do sector das indústrias de média escala serem totalmente detidas por

nigerianos. Consequentemente, o rendimento não repatriado mantém-se na economia local e é utilizado para a desenvolver.

- As pequenas e médias indústrias facilitam o desenvolvimento socioeconómico das zonas rurais onde operam. Uma vez que a maior parte destas empresas está localizada em pequenas comunidades, ajudam a desenvolver a vida social e económica das pessoas nestas áreas, o que contribui em grande medida para melhorar o nível de vida destas pessoas.

- O sector evita a migração rural-urbana: devido à sua concentração na maioria das zonas rurais, a migração das zonas rurais para as cidades é muito reduzida. A redução da migração rural-urbana evitará uma concentração excessiva nas cidades, o que impedirá que as instalações nas zonas rurais sejam .

- As indústrias de média escala servem de indústrias de alimentação para as grandes e multinacionais, ajudando a obter as suas matérias-primas e actuando como indústrias de apoio. Isto contribuirá muito para ajudar as grandes empresas a concentrarem-se.

CAPÍTULO TRÊS

METODOLOGIA DE INVESTIGAÇÃO

3.1 CONCEPÇÃO DA INVESTIGAÇÃO

A metodologia de investigação é a especificação da recolha e análise dos dados necessários para definir e resolver problemas. Constitui o enquadramento de todo o processo de investigação e envolve a determinação do método de investigação adequado, a natureza dos instrumentos de investigação, o plano de amostragem, os tipos e fontes de dados a recolher através de procedimentos objectivos e económicos. A conceção ou o procedimento de investigação depende sempre do objeto de estudo. Assim, nenhum procedimento de investigação é suscetível de ser idêntico em todos os sentidos do termo. Um projeto de investigação constitui o quadro de todo o processo de investigação. Se a conceção de uma investigação for boa, garantirá que os dados sejam recolhidos através de procedimentos precisos e económicos, ou seja, o capítulo trata das etapas utilizadas na recolha de dados para este trabalho de investigação. Foram utilizadas várias técnicas de recolha de dados durante a realização do estudo de viabilidade e da recolha de factos. Para o êxito deste trabalho de investigação, foi utilizado o método descritivo. A investigação descritiva consiste num conjunto de informações recolhidas, analisadas, resumidas e interpretadas segundo uma determinada linha de pensamento para a prossecução de um objetivo específico. No entanto, o objetivo desta investigação é descrever as caraterísticas e o comportamento de um determinado grupo com base nas informações e nos dados recolhidos junto dos inquiridos na população. O objetivo deste estudo é recolher informações sobre a importância das médias e pequenas empresas na Nigéria, que produzem água portátil embalada.

3.2 POPULAÇÃO DO ESTUDO

Antes de iniciar uma investigação, é necessário definir claramente a população a estudar. A população é, portanto, um conjunto de objectos ou indivíduos sobre os quais se realiza uma investigação estática. Assim, para esta investigação, a população é constituída vinte efectivos e pelos consumidores do seu produto, sendo a população dos clientes habituais de trinta e seis, o que perfaz uma população total de cinquenta e seis.

3.3 MÉTODO DE SELECÇÃO DE AMOSTRAS

É quando um número de unidades de amostragem inferior ao agregado é retirado de uma população e examinado com algum pormenor. A informação recolhida é então considerada como aplicável a todo o universo. Uma amostra deve ser representativa da população que se pode deduzir. Uma amostra é a observação retirada da população de modo a que qualquer informação recolhida possa ser utilizada para representar toda a população. Existem vários esquemas de amostragem, mas o preferido ou escolhido é a amostragem aleatória simples. A amostra foi selecionada escolhendo um nome de cada vez no registo do pessoal e dos clientes, dando assim a mesma oportunidade aos membros da população.

Foi selecionada uma amostra de quarenta e três pessoas.

AMOSTRA	POPULAÇÃO TOTAL	TAMANHO DA AMOSTRA
PESSOAL	20	16
CLIENTES	36	27
TOTAL	56	43

3.4 MÉTODOS DE RECOLHA DE DADOS FONTES PRIMÁRIAS E SECUNDÁRIAS.

OS INSTRUMENTOS UTILIZADOS NA OBTENÇÃO DE DADOS PRIMÁRIOS INCLUEM

A observação pessoal, as entrevistas pessoais e os questionários, enquanto os jornais, revistas e manuais escolares foram utilizados como fonte secundária deste trabalho de projeto.

i) Entrevista pessoal:

O pessoal da Adko pure water, o caso de estudo deste projeto, foi entrevistado para obter os factos necessários. As operações de todos os procedimentos de saída foram observadas pessoalmente. Este facto serve de confirmação dos dados obtidos por entrevista. A entrevista é um método de recolha de dados primários junto de pessoas contacto direto. Com a entrevista, o investigador espera obter informações pertinentes a partir das respostas à sua pergunta oral. Considera-se que a entrevista pessoal é o método mais importante para a recolha de dados e informações.

ii) Observação pessoal

Esta é outra ferramenta primária, que o investigador utilizou em conjunto com informações em primeira mão e vê os acontecimentos à medida que ocorrem. É utilizado para validar e complementar as informações recolhidas através da entrevista. Trata-se de um método de investigação direta que consiste em observar cuidadosamente os processos e procedimentos utilizados na empresa.

iii) Questionário:

Esta investigação centra-se em indústrias de média escala representadas pela Adko Pure Water, Akute e, por conseguinte, o questionário é dirigido principalmente ao diretor, à gerência e aos empregados da Adko Pure Water. Para este trabalho de investigação, foram elaborados cinquenta (50) questionários e foram devolvidos quarenta e três devidamente respondidos. Os questionários foram distribuídos da seguinte forma:

Funcionários da Adko	Número
Diretor	1
Gestores	3
Supervisores	4
Pessoal técnico	5
Funcionários	3
Clientes	32

Foi concedido um prazo de uma semana antes da recolha do questionário para dar espaço para uma resposta adequada e correta à pergunta.

Iv) **Revisão da literatura:**

Foram utilizados vários livros de texto, revistas e artigos, especialmente para a revisão da literatura. Assim, para uma revisão exaustiva da literatura sobre este projeto, foram visitados alguns centros profissionais, incluindo a Biblioteca ICAN em Yaba, Lagos.

3.4 APRESENTAÇÃO DE DADOS

A utilização de dados primários e secundários abrangeu todos os domínios da hipótese levantada para este estudo. Os dados utilizados são vantajosos em resultado da informação direta, rápida e mais abrangente recebida do inquirido. A revisão da literatura recebida e a nossa própria observação e interpretação pessoal.

3.5 ASSUNTOS

Os pressupostos são os seguintes:

3.5.1 Que as respostas dadas pelos inquiridos às questões colocadas são corretas.

3.5.2 Que os inquiridos responderão voluntariamente às perguntas.

CAPÍTULO QUATRO
APRESENTAÇÃO, ANÁLISE E INTERPRETAÇÃO DOS DADOS

Os dados e informações recolhidos durante o processo de investigação são apresentados, analisados e interpretados neste capítulo, com base nas fontes de dados primárias e secundárias. Por outras palavras, os dados recolhidos através de questionários, observações pessoais e a hipótese de trabalho anteriormente formulada no primeiro capítulo deste estudo serão aqui analisados e testados.

4.1 APRESENTAÇÃO E ANÁLISE DE DADOS

Para efeitos do presente estudo de investigação, os inquiridos referem-se ao conjunto de pessoas que preencheram e devolveram questionários válidos. Os questionários preenchidos foram normalmente processados e os dados foram apresentados em tabelas e analisados em percentagens. O questionário estava dividido em duas partes principais. A primeira parte tratava de informações pessoais sobre os inquiridos e a segunda parte tratava essencialmente do tema da investigação.

ENUNCIADO DA HIPÓTESE PRIMEIRA PARTE

QUADRO A DISTRIBUIÇÃO DOS INQUIRIDOS POR FAIXA ETÁRIA E SEXO

IDADE	NÃO	%	SEXO	NÃO.	%
Abaixo de 20	2	4.65			
21 - 30	14	32.56	Masculino	29	67.44
31 - 40	16	37.21	Feminino	14	32.56
41 - 50	9	20.93			
Acima de 50	2	4.65			
	43			43	
				100.0	

No quadro A, a análise seguinte mostra a distribuição etária dos inquiridos: 32,6% situam-se entre os 21 e os 30 anos. 20,93% situam-se entre os 31 e os 40 anos. Isto mostra que 90% dos inquiridos se situam na faixa etária altamente ativa e produtiva, entre os 21 e os 50 anos. Além disso, a distribuição por sexo mostra que 76,44% dos inquiridos são homens e 32,56% são mulheres. Isto indica que os inquiridos do sexo masculino são mais de 50% mais do que os do sexo feminino.

QUADRO B HABILITAÇÕES LITERÁRIAS DOS INQUIRIDOS

CLASSE	NÃO.	CLIENTE	PESSOAL			
Total%						
Pós-graduação	3	1	2	3.7	12.5	7.0
Licenciado	6	3	3	11.1	18.7	14.0
Sec. /Tecnologia	24	17	7	63.0	43.8	56.0
Primário	8	6	2	22.2	12.5	19.0
Noformal educação	2		2		12.5	4.0

O quadro B mostra a distribuição das habilitações literárias dos inquiridos: dos 43 inquiridos, 7% e 14% são pós-graduados, respetivamente. 56% dos inquiridos são diplomados do ensino secundário e técnico, 19% são diplomados do ensino primário e 45 têm educação formal. Os inquiridos que são licenciados e superiores representam 31,21% dos 16 inquiridos, enquanto que os que abandonaram o ensino secundário e técnico são 12. 12,5% não têm educação formal. Os inquiridos que são licenciados e acima, ascendem a 31,21% dos 16 inquiridos, enquanto 12,5% não têm educação formal. 24,8% dos 27 clientes inquiridos são pós-graduados e licenciados, 63% são alunos do ensino secundário/técnico e 22,2% têm o ensino primário.

RELAÇÃO COM A EMPRESA

CATEGORIA	NÃO.	%
Proprietários/proprietários	2	4.7
Pessoal	14	32.6
Clientes	27	62.7
Total	43	100.0

QUADRO C

Indica a distribuição da relação dos inquiridos com a empresa Adko Pure Water, que é o nosso estudo de caso para este trabalho de investigação). A distribuição mostra que os inquiridos são proprietários, funcionários e clientes, sendo que 62,7% são clientes, 32,6% são funcionários e 4,7% dos inquiridos são proprietários/proprietários.

Quadro D

RESPONDENTES ANOS DE EXPERIÊNCIA (APENAS PESSOAL)

Nº. DE ANOS	NÃO.	%
15 anos ou mais	3	18, 75
10 anos - 14 anos	6	37.5
5 anos - 9 anos	4	25.0
4 anos e menos	3	18,75
Total	16	100.0

No quadro D, a experiência de trabalho dos inquiridos (em relação aos membros do pessoal) é . Isto mostra que, do total de inquiridos, 16, 18,75%, têm 15 anos ou mais de experiência de trabalho. 37,5% têm entre 10 e 14 anos de experiência de trabalho entre 10 e 14 anos de experiência de trabalho. 25% têm entre 5 e 9 anos de experiência, enquanto 18,75% dos inquiridos têm mais de 10 anos de experiência de trabalho, o que os coloca em boa posição para conhecer as implicações da resposta objetiva e razoável. Mais uma vez, espera-se que 25% dos inquiridos que têm entre 5 e 9 anos de experiência profissional respondam ao questionário com sinceridade, mesmo que as implicações não estejam totalmente registadas. Os restantes 18,75% dos inquiridos podem encarar o exercício com leviandade, devido à sua inexperiência e exuberância juvenil. No entanto, isto não afectou de modo algum a qualidade da resposta ao questionário, uma vez que mais de 81% dos inquiridos, que têm entre 5 e 15 anos de experiência profissional, compensaram a parte da inexperiência.

SEGUNDA PARTE

A segunda parte trata objeto do estudo, que é a indústria de média e pequena escala na Nigéria, problemas e perspectivas. Por favor, indique a sua opção de resposta assinalando ( ) à frente da opção Sim/Não/Não exatamente. Indique também a sua categoria de inquirido, assinalando ( ) por baixo da opção Pessoal/Cliente, QUADRO A. QUESTIONÁRIO (PESSOAL E CLIENTES)

S/NO	PERGUNTAS	RESPOSTA	TICK	( )
1	É A REMUNERAÇÃO PAGA PELO SEU EMPRESA SATISFATÓRIA?	SIM NÃO		
	(Apenas pessoal)	Não exatamente		
2	O estado do serviço é satisfatório e encorajador?	Sim NÃO		
	(Apenas pessoal)	Não exatamente		
3	A propriedade está separada do controlo?	Sim Não		
	(Apenas pessoal)	Não exatamente		
4	O impacto da fusão da propriedade com o controlo é positivo?	Sim Não		
	(Pessoal e cliente)	Não é bem assim		
5	O impacto do governo em termos de provisão de infra-estruturas para o desenvolvimento das indústrias de média e pequena escala na Nigéria é sentido?	Sim Não		
	(pessoal e cliente)	Não exatamente		
6	A atitude e a mentalidade de um nigeriano médio em relação aos produtos produzidos localmente é positiva?	Sim não		
	(Pessoal e cliente)	Não é bem		

		assim		
7	Existem problemas com que se defrontam as empresas de média dimensão Nigéria?	Sim Não		
	Pessoal e clientes)	Não é bem assim		
8	Será que o problema das médias e pequenas empresas indústrias na Nigéria sejam drasticamente reduzidas, se não resolver totalmente?	Sim não		
	(pessoal e cliente)	Não é bem assim		
9	Há perspectivas de realização a médio prazo? e indústrias de pequena escala na Nigéria			
	(pessoal e cliente)	Não é bem assim		
10	Existem formas de as perspectivas herdarem em as indústrias de média e pequena escala podem ser aproveitado?			
	(pessoal e cliente)	Não é bem assim		
11	Sente o impacto da água pura na sua comunidade?			
	(só para clientes)	Não é bem assim		
12	A qualidade da água pura da Adko é boa?			
	(só para clientes)	Não é bem assim		
13	A situação dos bancos e de outras instituições financeiras instituições na Nigéria foram positivas em relação médio e pequena escala multinacionais empresa?	Sim Não		
	(pessoal e cliente)	Não é bem assim		

14	Gostaria de trabalhar numa empresa de média e pequena dimensão?	Sim Não		
	indústria de escala em vez de uma multinacional			
	empresa?			
	Pessoal e clientes	Não exatamente		

Na segunda parte, que trata do objeto de estudo propriamente dito, foi feita a análise que se segue.

i) 71,43% dos membros do pessoal da empresa objeto do estudo de caso não estão satisfeitos com a remuneração da empresa, 14,27% estão satisfeitos e 14,295 não estão totalmente satisfeitos e estão satisfeitos com as condições de serviço.

ii) 87,5% dos inquiridos consideram que a propriedade não está separada do controlo, enquanto 62,5% dos inquiridos consideram também que a fusão da propriedade com o controlo é negativa.

iii) 88,37% dos inquiridos concordaram e 2,33% discordaram que o impacto do governo em termos de fornecimento de infra-estruturas para o desenvolvimento de indústrias de média e pequena escala na Nigéria não se faz sentir.

iv) Apenas 9,3% dos inquiridos não têm a certeza de que a atitude e a mentalidade de um nigeriano médio em relação aos bens produzidos localmente seja negativa. Esta é a convicção de 70% dos inquiridos, enquanto 7% pensam o contrário e 23% não têm a certeza absoluta.

v) 83,72% dos inquiridos consideram que existem problemas com que se confrontam as indústrias de média e pequena dimensão na Nigéria. 74,42% dos inquiridos consideram que estes problemas podem ser drasticamente reduzidos, se não mesmo totalmente resolvidos, enquanto 11,63% consideram o contrário. 13,95% dos inquiridos não têm a certeza se o problema pode ser resolvido ou não.

vi) Todos os inquiridos acreditam também que existe uma perspetiva que pode ser aproveitada nas médias indústrias na Nigéria. 90%.90,7% dos inquiridos têm a certeza de que estas perspectivas podem ser aproveitadas. Apenas 4,65% pensam o contrário. Outros 4,65% dos inquiridos não têm a certeza.

vii) O impacto da água pura embalada é sentido por 81,84% dos inquiridos e 11,11% dos inquiridos não sentem esse impacto.

viii) Cerca de 90% dos inquiridos concordaram que a qualidade da água pura da Adko é boa, 3,7% pensaram o contrário e 7,41% não conseguiram decidir.

ix) 93,02% dos inquiridos concordaram que a contribuição de outras instituições financeiras de má qualidade na Nigéria não tem sido positiva para as médias e pequenas empresas do país. Apenas 4,64% dos inquiridos pensam o contrário.

x) 93,02% dos inquiridos preferem trabalhar numa multinacional a trabalhar numa indústria de média escala, enquanto apenas 6,98% não se importariam de trabalhar numa indústria artesanal em detrimento de uma multinacional.

4.2 TESTAR A HIPÓTESE

As hipóteses são as ideias, crenças ou suposições postuladas por um investigador com o objetivo de o ajudar e orientar a chegar a uma conclusão razoável. Inicialmente, acredita-se que estas suposições são verdadeiras e corretas, mas os resultados do investigador podem provar o contrário, daí a necessidade de textualizar cada hipótese. A textualização da hipótese é o processo através do qual o ideal, a crença ou a suposição postulada por um investigador é textualizada por meios estatísticos. A primeira hipótese é a mais importante no objeto deste estudo. O problema do investigador é descobrir o problema e a perspetiva da indústria de média escala na Nigéria. Por conseguinte, ao testar a hipótese enunciada no primeiro capítulo, são claramente definidas as seguintes hipóteses

i) A HO é definida como a Hipótese Nula

ii) A HI é definida como a Hipótese Alternativa

RESULTADOS DOS TESTES DE HIPÓTESES

A) Rejeitamos uma hipótese falsa - Uma decisão correta.

B) Aceitar uma hipótese falsa - e uma decisão incorrecta kwon como erro de tipo 1.

A rejeição ou aceitação da hipótese pode basear-se no número percentual de inquiridos que se pronunciaram a favor ou contra a pergunta.

QUADRO DE HIPÓTESES

HIPÓTESE: As indústrias de pequena e média dimensão na Nigéria têm as suas próprias perspectivas

QUADRO B

HIPÓTESE	OPÇÕES	NENHUM RESPONDENTE	PERCENTAGEM %
Não: Nulo	Sim	36	83.72
HI:	Não	7	16.28
Alternativa			
	Total	43	100.0

REGRAS DE DECISÃO

Com base no teste , pode que 83,72% dos inquiridos são de opinião que a indústria de média escala na Nigéria tem os seus problemas e perspectivas, enquanto 16,28% dos inquiridos têm a opinião contrária. Por conseguinte, podemos afirmar com um elevado grau de certeza que as indústrias de média escala na Nigéria têm os seus problemas e perspectivas.

CAPÍTULO CINCO

RESUMO, RECOMENDAÇÕES E CONCLUSÃO

5.1 RESUMO DAS CONCLUSÕES

Descobriu-se no decurso deste trabalho de projeto que as indústrias de média dimensão partilham a maioria dos atributos das indústrias de pequena dimensão e, ao mesmo tempo, têm as suas peculiaridades. Partilham com as pequenas indústrias os atributos de estrutura de propriedade, baixo investimento de capital, mão de obra técnica e de gestão inadequada, falta de continuidade, etc., quando têm quase todas as suas particularidades, especialmente nas suas áreas de localização, que normalmente se situam em zonas rurais, aldeias e pequenas comunidades. Um caso exemplar é o estudo de caso desta investigação, que é Samuel Adeoye and & Sons Investment Ltd, o produtor e embalador de Adko Pure Water, situado em Akute ido-, governo local do estado de Ogun.

É igualmente importante salientar o facto de as indústrias de média escala terem efetivamente os seus problemas, que, no entanto, parecem intransponíveis e indubitáveis. No entanto, com o passo certo na direção certa, estes problemas podem ser resolvidos.

A partir da análise e interpretação dos dados fornecidos no decurso da investigação, pode ver-se que cerca de 605 dos inquiridos eram da opinião de que a fusão da propriedade com o controlo nas indústrias tem sido negativa para a indústria. Um outro problema muito , com o qual dos concordaram, é a do governo de ter um impacto positivo em termos de disponibilização de infra-estruturas para o desenvolvimento da indústria. A atitude e a mentalidade de um nigeriano médio em relação aos bens produzidos localmente também é vista por 70% dos inquiridos como muito negativa. No entanto, apesar de cerca de 84% dos inquiridos acreditarem que estes problemas são reais, 74% concordam que estes problemas podem ser drasticamente reduzidos, se não totalmente resolvidos. Todos os inquiridos acreditam que há perspectivas que podem ser concretizadas nas indústrias de média e pequena escala na Nigéria, enquanto 91% concordam que há formas de aproveitar essas perspectivas. Algumas dessas perspectivas podem ser consideradas como a criação de emprego para a maior parte da população da Nigéria, a satisfação da maioria dos segmentos inferiores do mercado de consumo, o rendimento não repatriado que é canalizado de volta para a economia, a prevenção da migração rural-urbana e uma série de outras.

5.2 RECOMENDAÇÕES

Tendo efectuado um estudo de investigação exaustivo sobre o problema e as perspectivas das indústrias de média escala na Nigéria que utilizam o pacote de água pura Adko por Samuel Adeoye & Sons Investment Limited, Akute, Estado de Ogun. A investigação permitiu elaborar uma lista de recomendações empíricas, que serão de grande ajuda para todas as partes interessadas nesta importante questão atual.

São apresentadas as seguintes recomendações:

I) O governo deveria dar mais prioridade às questões que envolvem as indústrias de média e pequena escala, criando um ambiente propício através da promulgação de leis facilitadoras e da disponibilização de infra-estruturas como boas redes rodoviárias, telecomunicações, transportes, eletricidade, etc. Também deveriam ser concedidos descontos fiscais e créditos aos operadores da empresa.

II) Deveria haver uma reorientação da atitude e da mentalidade dos nigerianos médios em relação aos nossos produtos locais. O governo e as agências governamentais não-governamentais (ONG), através de vários meios de comunicação social, devem elaborar uma campanha de esclarecimento público sobre o que o país e o indivíduo têm a ganhar com o patrocínio de bens locais e adversos, o que é um facto, tal como o efeito de não o fazer.

iii) Os bancos e outras instituições financeiras deveriam ser obrigados, através da promulgação e de outras políticas fiscais do governo, a acelerar e acelerar as suas contribuições para a indústria. Isto é um facto, pois é sabido que o mercado monetário é a linha de vida das indústrias de média e pequena escala.

iv) A questão da propriedade e do controlo deve ser revista com vista a reduzir drasticamente, se não mesmo erradicar totalmente, a estrutura de propriedade defeituosa caraterística da média e pequena escala nesta indústria, o conceito de empresa em funcionamento deve entrar em vigor, criando assim continuidade e, consequentemente, crescimento e desenvolvimento da indústria.

v) A mão de obra técnica e de gestão adequada e de qualidade deve ocupar um lugar de destaque na indústria de média dimensão. Existe uma relação linear entre a qualidade e o pessoal qualificado e a produtividade a aumentar nas indústrias de média dimensão, devendo ser dada prioridade à qualidade da mão de obra técnica e de gestão.

vi) A remuneração e as condições de serviço nas médias e na maior parte das pequenas indústrias deixam mais a desejar. Os trabalhadores são pagos ao desbarato. Enquanto os proprietários se apropriam de quase todos os lucros para si próprios. Se não houver uma viragem completa desta atitude, as indústrias de média escala continuarão a ter dificuldade atingir o seu grande potencial.

5.3 CONCLUSÃO

Com base nas conclusões do inquérito e da análise, pode afirmar-se com segurança que as indústrias de média escala na Nigéria, com a sua miríade de problemas, ainda têm um papel muito importante a desempenhar nas actividades socioeconómicas do país, se as suas perspectivas potenciais puderem ser materializadas e o seu potencial aproveitado. As indústrias de média escala na Nigéria são o catalisador necessário para o crescimento e o desenvolvimento industrial, tal como tem acontecido noutros países em desenvolvimento do mundo, como a Índia, a Coreia, a Malásia, Taiwan, etc.

LISTA DE QUADROS

PRIMEIRA PARTE

SEGUNDA PARTE

Quadro A: Questionário (Pessoal e Clientes)

Quadro B: Quadro de hipóteses

Faculdade de Ciências de Gestão, Departamento de Gestão Financeira, Universidade Estatal de Lagos, Anthony Village Campus Lagos, 30 de abril de 2007.

Caros inquiridos,

Este trabalho de projeto é realizado sob os auspícios do Departamento de Ciências de Gestão da Universidade Estatal de Lagos, Anthony, Lagos.

O questionário serve-lhe como parte necessária para a realização do projeto.

Pedimos a vossa compreensão para responder a este questionário com toda a seriedade e objetividade,

A sua resposta será confidencial, uma vez que se trata de um trabalho com objectivos puramente pedagógicos. Agradecemos a sua colaboração.

Atenciosamente, Olawoyin I.R, Investigador.

Por favor, indique a sua opção de resposta assinalando () à frente da opção Sim/Não/Não exatamente.

Além disso, indique a categoria do inquirido, assinalando () abaixo do escalão Pessoal/Cliente,

QUADRO A. QUESTIONÁRIO (PESSOAL E CLIENTES)

S/N O	PERGUNTAS	RESPOST A	TICK	( )
1	A REMUNERAÇÃO PAGA PELA SUA EMPRESA É SATISFATÓRIA?	SIM NÃO		
	(Apenas pessoal)	Não exatamente		
2	As condições de serviço são satisfatórias e encorajadoras?	Sim NÃO		
	(Apenas pessoal)	Não exatamente		
3	A propriedade está separada do controlo?	Sim Não		
	(Apenas pessoal)	Não exatamente		
4	O impacto da fusão da propriedade com o controlo é positivo/	Sim Não		
	(Pessoal e cliente)	Não é bem assim		
5	O impacto do governo em termos de provisão de infra-estruturas para o desenvolvimento das indústrias de média e pequena escala na Nigéria é sentido?	Sim Não		
	(pessoal e cliente)	Não exatamente		
6	A atitude e a mentalidade de um nigeriano médio em relação aos produtos produzidos localmente é positiva?	Sim não		
	(Pessoal e cliente)	Não é bem assim		
7	Existem problemas com que se defrontam as empresas de média dimensão na Nigéria?	Sim Não		
	Pessoal e clientes)	Não é bem assim		
8	Será que o problema das indústrias de média e pequena dimensão na Nigéria pode ser drasticamente reduzido se não resolver totalmente?	Sim não		
	(pessoal e cliente)	Não é bem assim		

9	Há perspectivas de realização a médio prazo? e indústrias de pequena escala na Nigéria			
	(pessoal e cliente)	Não é bem assim		
10	Existem formas de as perspectivas herdarem em as indústrias de média e pequena dimensão podem ser aproveitadas?			
	(pessoal e cliente)	Não é bem assim		
11	Sente o impacto da água pura na sua comunidade?			
	(só para clientes)	Não é bem assim		
12	A qualidade da água pura da Adko é boa?			
	(só para clientes)	Não é bem assim		
13	A situação dos bancos e de outras instituições financeiras na Nigéria tem sido positiva para as empresas multinacionais de média e pequena dimensão?	Sim Não		
	(pessoal e cliente)	Não é bem assim		
14	Gostaria de trabalhar numa indústria de média e pequena dimensão em vez de numa empresa multinacional?	Sim Não		
	(Pessoal e clientes)	Não tenho a certeza		

Pergunta 15. Concorda que a regulamentação do governo e das autarquias locais afectou negativamente o desenvolvimento das pequenas empresas?

Pergunta 16: Considera que as infra-estruturas inadequadas constituem um problema para o desenvolvimento das pequenas empresas?

Pergunta 17: Concorda que os pequenos empresários falharam devido à política bancária rígida em matéria de garantias?

Pergunta 19: Concorda que a falta de experiência prática empresarial na gestão de pequenas empresas constitui um problema para o crescimento das suas empresas?

Pergunta 20: As agências governamentais criadas para o desenvolvimento de pequenas empresas corresponderam às expectativas?

BIBLIOGRAFIA

Thomas W. Zimmerer Gestão eficaz em pequena escala. William R. Park How to Succeed in Your Own Business.
Harry Huffman & Jeffery R. Stewart Manutenção geral de livros.
Oresotu F.O. Strategy for Development of Small-Scale Industry in Nigeria Cameron R, small, medium scale Enterprises Development, some lesson of History Oxford University Press New York.

Owuala S. A. (1988) Small medium enterprises and Government in Japan, some lessons
Sobre a promoção do espírito empresarial" Fredrick Ibert, seminário da Fundação sobre EDP.

Schumpeter j. (1961) The History of Economic Development (Grã-Bretanha: Oxford University Press)

Fadahunsi O. (1992) Entrepreneurship and Small Industry development in Commonwealth, Nigeria Management Review Vol, 7 No. 1 & 2, Pg.443-455.

Okorie A. Uchendu (1995)A regulamentação do sector bancário da Nigéria CIBN Journal (Jan - junho) 1995) Lagos

Campbell Tim. S (1982)Financial Institution, Markets and Economic Activity, McGraw- Hill Books Company New York PP.363 - 442.

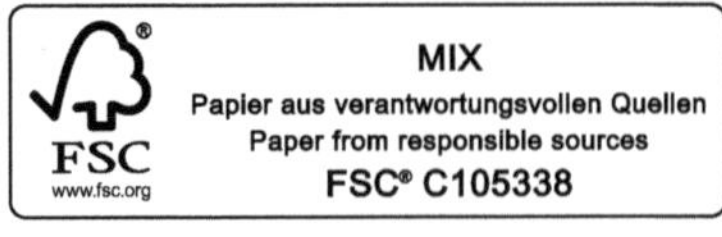

Printed by Books on Demand GmbH, Norderstedt / Germany